Papillon

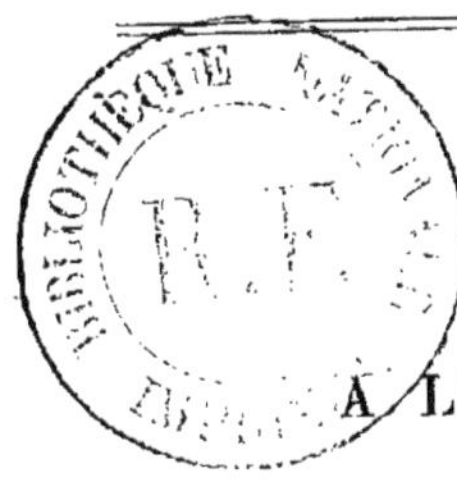

DE LA VENTILATION

APPLIQUÉE

A L'HYGIÈNE MILITAIRE;

PAR M. LE DOCTEUR PAPILLON,

Chirurgien en chef de l'hôpital militaire de Belfort.

Les médecins militaires dénoncent l'encombrement des casernes et des hôpitaux comme la cause principale de la mortalité exceptionnelle qui pèse sur l'armée.

Cependant l'administration, arrêtée par l'incertitude des systèmes, les difficultés d'exécution, ne donne point satisfaction à la science demandant de l'air pour le soldat.

Un projet de ventilation, étudié, raisonné, simplifié, sera peut-être accueilli, quand il aura passé par l'épreuve de la publicité (1).

Dans le mémoire qui suit, nous examinerons successivement : 1° la ventilation ordinaire et accélérée ; 2° la ventilation périodique et continue ; 3° la ventilation d'été ; 4° enfin, la ventilation d'hiver.

CHAPITRE PREMIER. — Ventilation ordinaire et accélérée.

La ventilation est aux habitations ce que la respiration est aux animaux ; la fin est la même, les usages accessoires sont analogues ; l'étendue des besoins à satisfaire est la première chose à connaître.

On a calculé, d'après les quantités d'acide carbonique et de vapeur d'eau produites par la respiration et la transpiration, qu'un homme use 6 mètres cubes d'air par heure ; tirée

(1) Voyez *Annales d'hygiène*, t. XXXII, p. 5 et suiv.

de la considération particulière d'un vice isolé de l'air et des besoins d'une organisation d'élite, la conclusion manque au moins de généralité, et conduirait à des applications, que l'instinct repousse et que la raison désavoue.

En effet, mesurer le volume d'air à fournir sur la quantité de vapeur à dissoudre, c'est fonder une règle permanente sur une donnée variable et secondaire, ou vouloir la ventilation la plus active aux lieux et aux époques de plus grande humidité. En prenant pour règle la production de l'acide carbonique, les écoles primaires se trouveraient assimilées aux asiles de la vieillesse, et la saison la plus froide serait celle de la ventilation la plus intense.

L'hygiène, aujourd'hui, est obligée de tenir compte de la belle découverte, dont MM. Andral et Gavarret ont enrichi l'histoire de la respiration.

Commençons par établir la distinction entre la ventilation ordinaire et la ventilation accélérée.

Altération physique et chimique de l'air.

L'expérience a prouvé que l'air est d'autant plus respirable, qu'il est plus pur, plus sec, plus froid et plus comprimé. Tous les faits où se manifeste l'influence des qualités de l'air sur la respiration se résument et s'expliquent par cette loi générale: la respirabilité d'un milieu est proportionnelle à la densité de l'élément respirable; la densité de l'oxygène est la mesure de la respirabilité de l'air, la définition de ce qu'on appelle sa *vivacité*.

Dans l'air atmosphérique pur à 0° et 0m,60, la densité de l'oxigène est réduite de 1,106 à 0,230 par son mélange avec l'azote. Autant est stable la constitution chimique de l'atmosphère, autant est variable sa constitution physique : pour juger de l'étendue des variations qui affectent la vivacité de l'air, observez que chacune des causes ici spécifiées amène séparément le même résultat.

Progression de la température de 0° *à* 275 : 22 = + 12°,50, *à* 26°,19, *à* 41°,25, *à* 57°,90.

Dépression barométrique	de 0m,760 : 23=0m,033	
Immixtion de vapeurs ou de gaz dans les proportions en volume . . .	— 1 : 23=0 ,0435	
Réduction de la quotité d'oxigène en volume.	— 0 ,208 : 23=0	
Diminution correspondante dans la densité de l'oxigène	— 0 ,230 : 23=0 ,010	

Ces chiffres disent pourquoi l'air est si vif quand il est condensé par l'action combinée du froid, de la sécheresse et de la pression; pourquoi la respiration est si languissante, nonobstant la pureté de l'air, les jours où les instruments de météorologie indiquent une faible pression, une extrême humidité et une grande chaleur, lors même que l'électricité n'intervient pas dans les phénomènes.

L'homme dégrade l'air confiné :

Chimiquement par l'oxigène qu'il absorbe, l'acide carbonique et les autres gaz qu'il lui substitue; physiquement par le calorique qu'il dégage et l'eau qu'il vaporise.

En hiver, la respiration plus active fournit plus d'acide carbonique qu'en été; la différence serait d'un cinquième, d'après M. Barral; si l'altération chimique de l'air est un peu plus rapide, d'un autre côté la transpiration est peu abondante et la chaleur aussitôt dissipée.

En été, l'acidité, la température et l'humidité croissent simultanément dans les habitations. Sans que le thermomètre soit très haut, on y éprouve une chaleur étouffante, parce que la balance entre la production et la déperdition du calorique, d'où résulte le température du corps humain, est encore en faveur de la production, malgré la langueur de la respiration, vu le peu de chaleur perdue par le rayonnement, le contact et la vaporisation. La fraîcheur est recherchée autant que la pureté de l'air; son agitation soulage, il y a besoin réel et senti d'un renouvellement rapide de l'air, dont l'altération physique abrège la durée.

Aux deux genres d'altération de l'air confiné correspondent logiquement deux genres de ventilation ; prévenir l'épuisement de l'oxygène est la fin de la ventilation ordinaire, assujettie à des règles, parce qu'elle pourvoit à des besoins prévus.

Modérer la température, chasser l'humidité, sont les usages de la ventilation accélérée, vouée par destination au régime arbitraire, parce qu'elle est subordonnée aux variations atmosphériques. Nous n'avons point à nous en occuper.

VENTILATION ORDINAIRE.

La ventilation ordinaire est donc celle que la science ordonne aux gens que l'engourdissement du sommeil ou l'appréhension du froid rend sourds à la voix de l'instinct.

Sans trop nous écarter de la zone militaire du sujet, et sans descendre à des distinctions trop minutieuses pour l'hygiène publique, cherchons à évaluer le volume d'air indispensable aux individus du sexe masculin considérés : 1° sous le rapport de l'âge, 2° dans l'état de maladie ou de captivité.

Du besoin d'air suivant l'âge.

La densité de l'oxygène dépend, avons-nous dit, des circonstances atmosphériques de composition, de température et de pression ; mais la limite au-dessous de laquelle la vivacité de l'air cesse de répondre aux besoins de l'économie est subordonnée aux circonstances physiologiques de l'âge, du sexe, de la constitution, etc. L'homme qui se livre au repos est moins avide d'oxygène que celui qui déploie ses forces ; l'adolescent modérant son feu, moins que le vieillard s'efforçant de souffler le sien. La combustion de l'hydrogène et du carbone du sang, sous l'influence des poumons, a de l'analogie avec la combustion de l'hydrogène, sous l'influence du platine spongieux ; la vétusté de l'organe nuit à la combinaison.

Il est incontestable que l'air expiré est impropre à servir une seconde fois à la respiration du même sujet. De ce principe, qui embrasse dans sa généralité les individus de tout âge, les animaux de toute espèce, découle le corollaire suivant : —Ce que nous nommons, pour abréger, le *titre de l'air* est la proportion ou volume de l'oxygène y contenu ; au titre de l'air expiré par un individu correspond pour lui le zéro de respirabilité ; au-dessous elle est négative ; au-dessus elle est proportionnelle au titre de l'air ambiant diminué du titre de l'air expiré. — Ainsi, chacun a son échelle de respirabilité particulière et mobile, laquelle diffère beaucoup, comme on va voir, d'un âge à l'autre.

D'après M. Bourgery, le volume d'une inspiration ordinaire aux âges de 7, 15, 30 et 80 ans, suit la progression géométrique :: 1 : 2 : 4 : 8. La fréquence des inspirations diminuant à peu près de moitié dans le cours de la vie, la série des nombres 15, 24, 40, 60 représente assez exactement le volume d'air qu'emploient, dans un temps donné, l'enfant, l'adolescent, l'adulte et le vieillard.

Les recherches de MM. Andral et Gavarret ont fait connaître le poids de carbone brûlé par les mêmes sujets dans l'état de santé et de repos. Les expériences plus récentes de MM. Regnault et Reiset ont appris que l'oxygène absorbé est à l'acide carbonique exhalé :: 4 : 3.

Avec ces matériaux nous avons construit le tableau ci-après.

TABLEAU *A*. — *Titre et acidité de l'air expiré.*

	ENFANTS.	ADOLESCENTS.	ADULTES.	VIEILLARDS.
Litres d'air inspirés par heure . . .	187,5	300	500	750
Grammes de carbone brûlés. . . .	4,5	9	12	9
Litres d'acide exhalés à 27°	9	18	24	18
Litres d'oxigène absorbés à 27°. . .	12	24	32	24
Proportion d'oxigène absorbée. . .	0,064	0,080	0,064	0,032
Acidité de l'air expiré.	0,048	0,060	0,048	0,024
Titre de l'air expiré.	0,144	0,128	0,144	0,176

La respirabilité de l'air normal étant prise pour unité, la respirabilité de l'air qui a servi à la respiration d'une personne isolée est égale, pour cette personne, à la fraction qui n'a pas subi l'action de ses poumons ; d'où il suit que le volume de la ventilation doit être proportionné au volume de la respiration du sujet, et non point à la quantité plus ou moins grande d'acide carbonique exhalé.

Reste à déterminer le rapport des deux volumes, ou, autrement, à décider dans quelle proportion l'air expiré peut être mêlé à l'air normal sans nuire à l'intégrité des fonctions pulmonaires. C'est une de ces questions de limite où sont libres de se produire les opinions les plus exagérées. L'air en maison coûte trop cher pour être prodigué, et nous servirions mal les intérêts du soldat par des exigences inadmissibles. Opposons à de simples assertions des raisons.

Dans l'ordre naturel, les poumons opèrent sur de l'air plus ou moins mitigé par la chaleur humide qu'il contracte dans son parcours et par son mélange avec le résidu des inspirations précédentes.

En comparant le volume de l'inspiration ordinaire à la capacité aérienne des poumons, on trouve les rapports approximatifs qui servent de base aux calculs suivants.

Tableau *B*. — *Titre et acidité de l'air respiré.*

		ENFANTS.	ADOLESCENTS.	ADULTES.	VIEILLARDS.
Fraction d'air renouvelée . . .		1 : 6	1 : 5	1 : 4	1 : 3
Titre du résidu		0,144	0,128	0,144	0,174
Titre de l'air respiré, la respirabilité du milieu étant	1	0,1547	0,1440	0,1600	0,1844
	7/8	0,1533	0,1420	0,1580	0,1853
Acidité du résidu.		0,0480	0,0600	0,048	0,024
Acidité de l'air respiré, celle du milieu étant. . . .	0.000	0.0400	0,0480	0,0340	0,0160
	0,006	0,0410	0,0492	0,0375	0,0180

Entre l'air inspiré et l'air respiré la différence est grande, comme on voit. Ce sont les jeunes gens qui aspirent d'habitude l'air le moins vif. Que le développement du thorax ne suive pas l'accroissement de la taille, la disproportion obligera le jeune homme à respirer comme un vieillard, l'oxygène ne sera point assez étendu pour l'irritabilité de ses poumons, et voilà comment une poitrine trop étroite prédispose à la phthisie.

Ce tableau montre encore que la présence, dans l'atmosphère, de cinq millièmes d'acide carbonique, cette limite dangereuse à franchir, suivant M. Félix Leblanc, est sans conséquence, si ce n'est peut-être dans l'extrême vieillesse. Quant à l'oxygène, une faible différence en moins aurait de la portée, si la nature n'y avait pourvu en mettant à notre disposition deux moyens de graduer notre respiration suivant les besoins actuels de l'économie et l'état présent de l'air.

En général la respiration s'accélère quand l'amplitude des inspirations est bornée par une cause accidentelle, et quand le besoin d'air est accru par l'activité d'une autre fonction.

La respiration devient plus profonde lorsque le besoin d'air est ou vient d'être mal satisfait par l'insuffisance soit des organes respiratoires, soit du fluide respirable. La possibilité de compenser l'infériorité du titre par l'augmentation du volume est une conséquence arithmétique du renouvellement partiel de l'air qui remplit les poumons.

Le gonflement des grenouilles dans une atmosphère asphyxiable, noté par M. Félix Leblanc, est l'effet de cet instinct de suppléer à la qualité par la quantité, et peut-être que l'habitude de vivre dans une atmosphère raréfiée est une des causes de l'ampleur de poitrine qui distingue les montagnards. De même, pour tromper l'attente de MM. Regnault et Reiset, les animaux qu'ils ont plongés dans un milieu contenant 0,60 d'oxygène, n'ont eu autre chose à faire que de restreindre leurs inspirations d'une quantité qu'on trouve par la formule ci-après, lorsqu'on connaît le titre de l'air qu'expire l'animal dans l'état normal.

$$v' = v\left(\frac{0{,}208 - o}{o' - o}\right)$$

o Titre de l'air expiré.

o' Titre de l'air inspiré.

$o{,}208 - o$ Respirabilité de l'air normal

$o' - o$ Respirabilité du milieu donné.

$v = 1 : n$ Rapport du volume inspiré au contenu de la poitrine après l'inspiration ordinaire.

$v' = 1 : n'$ Fraction du contenu à renouveler dans l'hypothèse.

Par exemple, dans un milieu contenant d'oxigène 0,592=7 (0,208+0,144)+0,144 , la respiration d'un homme de trente ans n'éprouverait chimiquement aucune modification , s'il se bornait à renouveler le vingt-huitième du contenu de sa poitrine au lieu du quart.

Axiome. — Le titre de l'air respiré ne change pas, alors que le titre de l'air inspiré varie, pourvu que le volume de l'inspiration augmente ou diminue en raison inverse de la respirabilité du milieu.

Corollaire. — La personne qui vit dans un volume limité d'air, après en avoir employé le huitième à sa propre respiration , fournit encore à ses poumons identiquement le même aliment qu'au début, à la seule condition de porter le volume de ses inspirations de

7 : 42 à 8 : 42, de 7 : 35 à 8 : 35, de 7 : 28 à 8 : 28, de 7 : 21 à 8 : 21.

Or, l'effort est imperceptible, voire dans la vieillesse, en comparaison de la puissance respiratoire que l'homme tient en réserve dans ses moments de calme.

De la discussion qui précède, je me crois fondé à conclure qu'il suffit à un individu isolé d'une provision d'air égale à huit fois sa consommation.

Dans le cas de plusieurs personnes, d'âges différents, respirant en commun, le régime de la ration individuelle n'est plus applicable ; car la respirabilité de l'air ne doit descendre au-dessous de la limite des sept-huitièmes pour aucun des membres de la réunion. Par le tarif ci-après, tous les besoins sont satisfaits dans la même mesure, et ménagés dans la mêlée des âges.

TARIF *C.* — *Litres d'air, par heure, à fournir ordinairement aux enfants du sexe masculin.*

1° ENFANTS.

Seul ou en compagnie, sans vieillards . . .	1,500
En compagnie de vieillards	3,000

2° ADOLESCENTS.

Seul ou en compagnie d'adolescents	2,500
En compagnie d'adultes ou d'enfants . . .	3,000
En compagnie de vieillards	6,000

3° ADULTES.

Seul ou en compagnie, sans vieillards. . . .	4,000
En compagnie de vieillards	8,000

4° VIEILLARDS.

Seul ou en compagnie	6,000

Du besoin d'air dans l'état de maladie ou de captivité.

L'air dénaturé par l'action prolongée des organes de l'homme produit, en réagissant sur l'organisme, des effets composés d'asphyxie et d'infection. Renouvelé à temps, dûment respirable, l'air habité ne laisse pas d'être insalubre ; la respiration peut s'accomplir normalement, et la santé souffrir à la longue de la résorption des matières organiques répandues dans l'espace.

J'ai avancé ailleurs que les émanations du corps humain sont plus pernicieuses lorsqu'elles proviennent d'autrui. M. Boudin, dans un des ouvrages qui ont si vite grandi sa réputation, a paru révoquer en doute cette assertion. Elle s'appuie, dans mon opinion, sur deux faits d'ordres différents :

1° la répugnance instinctive que nous inspire l'origine étrangère des produits excrémentitiels ; 2° la longue existence des victimes que l'on enfermait autrefois, à perpétuité, dans des cachots où s'accumulaient toutes les causes de putréfaction de l'air.

Quoi qu'il en soit, quand les émanations ne sont ni concentrées, ni stagnantes, ni délétères, l'exercice en plein air en dissipe bientôt les effets passagers ; mais l'homme alité ou détenu, qui respire nuit et jour l'air renfermé avec lui, a plus à craindre que l'homme libre et dispos qui passe hors des habitations une grande partie de son temps. Cette considération, jointe à d'autres causes particulières d'insalubrité, motive ma proposition de doubler le volume de la ventilation ordinaire dans les prisons et les hôpitaux.

A ceux qui réclament, en faveur des malades, un privilége exorbitant, j'ai cette réponse à faire : dans les hôpitaux militaires, — où tous les genres d'affections sont réunis, — le commun des malades n'est pas d'une susceptibilité plus grande ou d'un voisinage plus dangereux que des hommes en santé, et beaucoup ont la liberté de se promener. Il s'y rencontre, il est vrai, des foyers vivants d'infection et de contagion. Que les malheureux qui projettent des miasmes septiques ou contagieux soient séparés, la prophylaxie le commande ; que les salles occupées par eux soient soumises à une ventilation accélérée, c'est le cas assurément ; mais établir une règle générale sur des circonstances exceptionnelles me semble abusif.

CHAPITRE II. — Ventilation périodique et continue.

Nos évaluations, quelque modérées qu'elles soient, font ressortir l'insuffisance des moyens jusqu'ici usités, ou plutôt recommandés, pour aérer les habitations militaires. La provision d'air enfermée dans une tente est à peine de 18 mètres cubes. Douze hommes l'épuisent en moins d'une demi-heure. L'air est usé au bout d'une heure dans une baraque, de trois heures dans une chambre de caserne, de quatre heures dans une salle d'hôpital ; encore comptons-nous d'après les capacités réglementaires : j'ai toisé des chambres dont la contenance ne donnait pas 9 m. cubes d'espace à chaque soldat.

Impossible d'exposer les malades et même les hommes en santé aux intempéries du climat et de la saison, à de plus courts intervalles que ceux prescrits par le règlement actuel, déjà si mal exécuté. Le froid, le vent, la pluie suscitent des plaintes ; les fenêtres, si elles s'ouvrent, sont refermées bien avant que l'air se soit renouvelé à fond.... Cela est trop prouvé, la ventilation continue est indispensable aux habitations encombrées, et les habitations militaires le sont toujours, en ce sens qu'elles sont incapables de se passer d'air frais pendant la durée d'une nuit d'hiver.

VENTILATION CONTINUE.

La ventilation continue a cette vertu de préserver les hommes des dangers de l'encombrement sans les incommoder.

Efficacité.

Quelque rapide qu'on la suppose, l'altération de l'air habité ne fera aucun progrès, si la perte qu'éprouve l'élément respirable est incessamment réparée. Dans un espace ventilé, cette perte se compose : 1° de l'oxigène consommé par les habitants ; 2° de l'oxigène contenu dans l'air expulsé. Lorsque la somme de ces deux termes égale la quantité d'oxigène fournie par la ventilation, la composition de l'air du lieu demeure stationnaire. Avant d'arriver à ce point, elle se détériore ou s'améliore plus ou moins promptement, jusqu'à ce que la perte et le gain se balancent. Le résultat final est indépendant de la masse d'air à remuer ; si bien, qu'une fois le régime établi, ce n'est plus l'espacement des hommes, mais la ventilation, qui fait la salubrité des locaux. Ce raisonnement algébrique, si l'on s'en fût avisé, eût épargné à l'État des sommes immenses qu'a coûtées l'agrandissement des écuries pour les chevaux de l'armée.

En suivant le même raisonnement, on voit que l'effet utile de la ventilation se mesure au degré d'altération de l'air expulsé. Pour empêcher que la proportion d'air expiré ne dépasse la limite d'un huitième, dans une habitation militaire, une ventilation continue de 4 m. cubes par homme et par heure serait nécessaire dans l'hypothèse d'un mélange homogène. En fait, le volume d'air à fournir est subordonné au mode plus ou moins économique de distribution.

Si l'air sortait inaltéré, la ventilation la plus active serait de nul effet ; si, au contraire, l'air expiré était évacué sans mélange d'air neuf, les besoins de la ventilation et ceux de la respiration s'identifieraient. Bien qu'elle ne se flatte pas d'approcher de ce maximum d'effet, la ventilation continue, bien dirigée, permet, je ne crains pas de l'affirmer, de réduire en toute sûreté la ration horaire du soldat à 3 m. cubes.

Innocuité.

La ventilation continue se prête à tous les artifices propres à modérer le courant d'air en été, à le tempérer en hiver ; son nom la met à l'abri du soupçon de provoquer des changements brusques de température. Quant au refroidissement causé par elle, nous allons voir à quoi il se réduit lorsqu'on le mesure.

Calculons d'abord le degré de température qu'est susceptible d'acquérir une habitation non aérée, en partant de ce principe, qu'une fois l'équilibre établi, il y a équation entre la production et la déperdition du calorique.

Le poids de carbone brûlé par heure dans les vaisseaux d'un adulte est de 122 décigrammes (Andral et Gavarret). Cette combustion produit $12{,}2^{gr.} \times 7{,}3 = 89$ unités de chaleur ; la combustion de l'hydrogène en ajoute au moins 11 ; total : 100.

En faisant large la part des pertes, la production horaire de calorique libre est, sans contredit, d'au moins 49,14 unités.

Le chauffage artificiel, considéré comme une subvention à répartir entre les membres d'une chambrée, a pour résultat de multiplier la production individuelle par un certain chiffre. Quels que soient la variété de ce combustible et le mode de combustion employés, on sait à peu près les quantités de chaleur dégagée et utilisée. Prenons pour ration horaire de chauffage le poids de combustible qui donne un produit net de 49,14 (environ 25 grammes de bois brûlé dans un poêle).

De même, quelle que soit la diversité de nature, d'épaisseur et d'exposition des parois qui ceignent une habitation, en compensant par l'étendue les autres éléments, on obtient un produit comparable. Prenons pour unité de surface de refroidissement l'étendue de parois qui transmet par heure et par degré de différence entre les températures intérieure et extérieure autant de chaleur qu'il en faut pour élever de 1° la température de 3 m. cubes d'air soit $0^t,975$ (3.1,3.0,25=0,975).

Cette unité de convention équivaut approximativement à un demi-mètre carré d'une paroi formée de 1/8 de vitres et 7/8 de murs de $0^m,40$ d'épaisseur :

$$(4 . 0^m0625 + 1,66 . 0^m4375 = 0,979).$$

Cela posé, soient :

n, Le nombre des habitants ;

$n' - 1$, Le nombre de rations de chauffage brûlées par heure et par habitant ;

n'', Le nombre d'unités de surface de refroidissement par habitant;

La production horaire de calorique étant connue et exprimée par $n\ 49^t,14\ n'$;

La puissance de transmission des parois étant donnée et exprimée par $n\ 0^t,975\ n''$;

Le maximum de température de l'habitation, non ventilée, est déterminé et exprimé par $(t - t')\ n'$, et l'on a cette équation :

$$n\ 49^{c},14\ n' = n\ 0^{c},975\ n'' \times (t - t')\ n'.$$

Supposons maintenant l'habitation ventilée à 3 mètres cubes par homme et par heure :

1° L'air venu du dehors pour prendre la température du lieu absorbera $n\ 0^{c},975\ (t - t')\ n'$, c'est-à-dire $1/n''$ de la chaleur produite, et l'effet sera le même que si la surface de refroidissement eût été agrandie d'une unité par homme ;

2° Un producteur de plus, versant dans la communauté son contingent de $49^{c},14\ n'$ de chaleur tant naturelle qu'artificielle, pourvoira au chauffage de n'' rations d'air.

Suit la formule appliquée à divers locaux ordonnés d'après leur vitesse de refroidissement.

Tableau *D*. — *Classement des locaux.*

CATÉGORIE des locaux. — Unités de surface par habitant.	TEMPÉRATURE différentielle accessible sans feu, la ventilation étant		RATIONS DE CHAUFFAGE donnant + 15° sans ventilation par un froid de		SURCROITS d'habitants réparant le déchet dû à la ventilation.
	Nulle.	de 3 m. c.	— 1°,80	— 10°,20	
1	50°,40	25°,20			
2	25 ,20	16 ,80		0,	1 sur 1
3	16 ,80	12 ,60	0	0,5	1 — 2
4	12 ,60	10 ,08	0,33	1,0	1 — 3
5	10 ,08	8 ,40	0,66	1,5	1 — 4
6	8 ,40	7 ,20	1,00	2,0	1 — 5
7	7 ,20	6 ,30	1,33	2,5	1 — 6
8	6 ,30	5 ,60	1,44	3,0	1 — 7
9	5 ,60	5 ,04	2,00	3,5	1 — 8
12	4 ,20	3 ,87	3,00	5,0	1 — 11
15	3 ,36	3 ,15	4,00	6,5	1 — 14
18	2 ,80	2 ,65	5,00	8,0	1 — 17
21	2 ,40	2 ,29	6,00	9,5	1 — 20
24	2 ,10	2 ,01	7,00	11,0	1 — 23
30	1 ,68	1 ,62	9,00	14,0	1 — 29
36	1 ,40	1 ,36	11,00	17,0	1 — 35
42	1 ,20	1 ,17	13,00	20,0	1 — 41
48	1 ,05	1 ,02	15, 0	23,0	1 — 47

Les premiers numéros se rapportent aux locaux qui rassemblent pour quelques heures une foule compacte. Dans les casernes, les chambres les mieux abritées et les plus peuplées appartiennent à la 6e catégorie. On en rencontre raremen qui offrent moins de 3 mètres carrés de surface directe de refroidissement pour 12 mètres cubes de capacité, et où l'eau se congèle, quand on n'y fait point de feu, avant que le thermomètre extérieur descende à — 8°,4.

Il suffit, pour classer un local, de connaître le nombre des habitants, le poids de combustible brûlé et le maximum de température obtenu. En faisant ce calcul pour une des salles de l'hôpital militaire de Belfort, occupé par vingt et un fiévreux, j'ai trouvé qu'elle rentrait dans la 25e catégorie. Soumise à la double ventilation avec deux malades de plus et une augmentation proportionnée de chauffage, cette salle ne changerait point de température et recevrait, en outre, sans subvention comme sans danger, un supplément de cinq ou six locataires.

S'il est des locaux où les lits sont déjà trop serrés pour la commodité du soldat, et ce sont les plus faciles à chauffer, il en est beaucoup, surtout dans les hôpitaux, qui, sans les périls de l'encombrement, logeraient un surcroît de population égal ou supérieur à celui qu'indique le tableau de classement.

De là cette conclusion, sans doute inattendue : « Tout en » triplant la ration d'air qui se distribue aujourd'hui à la » troupe, la ventilation continue promet une double éco- » nomie de chauffage et de logement dans la plupart des » bâtiments militaires. »

Nous avons encore à combattre un préjugé très répandu contre la ventilation nocturne. En quoi l'air de la nuit diffère-t-il de celui du jour? Par une dose imperceptible d'acide carbonique attribuée au sommeil des plantes et par une plus grande humidité relative due à l'abaissement de la température, humidité nuisible seulement dans le cas où elle est portée au point de mouiller les vêtements. Le serein emprunte parfois, dit-on, des qualités malfaisantes à des émanations d'origine organique dont l'eau serait le véhicule. Il y aurait encore lieu de se demander, en pareille circonstance, si l'intérieur n'est pas plus à craindre que l'extérieur, si le mal dont on prétend se garantir est comparable au mal qu'on se fait en tenant fermée, du soir au matin, une habitation encombrée.

Organisation.

Distribuer régulièrement 3 mètres cubes d'air par heure aux soldats en santé, le double aux malades et aux prisonniers, sans préjudice d'une aération plus large lorsque les circonstances les requièrent ou que le temps le permet ; telle est la fonction à organiser.

1° La ventilation continue veut être servie par des organes indépendants de l'incurie du soldat. Les portes et les fenêtres ne sont que ses agents auxiliaires.

2° L'appareil de ventilation doit être approprié au genre de construction et à la destination des locaux, au climat et à la saison. A peu près, comme l'appareil respiratoire se modifie avec l'organisation des animaux, leurs habitudes et le milieu où ils vivent, des ventilateurs, excellents pour aérer la cale des vaisseaux, les galeries d'une mine, dégénèrent transplantés ailleurs. L'hiver et l'été ne s'accommodent point des mêmes procédés, et les meilleurs échoueront si l'effet en a été mal calculé.

3° Enfin, l'armée est dans l'attente de sa réforme hygiénique ; la continuité et la modicité de la ventilation en écartent les inconvénients ; que la simplicité des moyens en aplanisse les difficultés.

Mon mémoire sur le campement traite de la ventilation des habitations passagères; il n'est ici question que des habitations permanentes.

CHAPITRE III. — Ventilation forcée et spontanée.

La ventilation forcée remplirait-elle les conditions du programme? Passons ses méthodes en revue.

1° *Flabellation.* Dans un lieu clos, l'agitation de l'air ne procure que de la fraîcheur; si l'air a une issue, elle sert à généraliser et accélérer la ventilation. C'est ainsi que la flabellation est devenue, dans des temps calamiteux, un moyen d'assainir les hôpitaux de l'armée.

Si je me trouvais dans la triste nécessité de recourir à cet expédient, je voudrais en faire un jeu pour les convalescents et les infirmiers. Au lieu des vans, des tarares, mentionnés par Percy, et qui ne produisent pas des ondulations assez longues, j'attacherais au milieu du plafond, par deux de ses coins, une couverture ou un drap de lit, le bord inférieur serait tendu sur un bâton, une anse de corde compléterait l'escarpolète, et le même homme lui servirait de lest et de moteur.

2° *Insufflation.* Les pompes, les soufflets, toutes les machines fondées sur le mouvement alternatif d'un piston, d'une membrane flexible, d'un diaphragme à charnière, comme le ventilateur de Hales, ont des défauts, qui justifient le discrédit où elles sont tombées.

Les machines à propulsion sont préférées pour leur simplicité et le peu de place qu'elles occupent; mais la vis pneumatique, la roue à palettes héliçoïdales, la roue à laquelle Désaguliers a donné son nom, et que M. Combes a perfectionnée, les meilleures machines de ce genre, usent plus de moitié de la force motrice en résistances inutiles, qui grandiraient encore si l'air avait à parcourir un canal ramifié pour se répandre dans les divers compartiments d'un vaste édifice.

La continuité, sinon la quantité d'action à fournir pour la manœuvre des ventilateurs, empêcherait d'en infliger la corvée à des serviteurs.

Aurait-on recours à un moteur inanimé? L'allure vive d'une

turbine ou d'un tourniquet hydraulique serait nécessaire pour communiquer directement à l'axe la vitesse de rotation voulue. Un moteur indolent, comme une machine à vapeur, dissiperait encore une partie de sa puissance en transmissions et transformations de mouvement.

A la fin du compte, l'on aurait un mécanisme coûteux dont l'effet utile serait hors de toute proportion avec le travail dépensé, et qui n'atteindrait pas même son but, car l'air afflue-rait plus abondant, là où il trouverait l'issue plus facile, et la ventilation n'aurait pas la régularité espérée.

3° *Aspiration.* Les ventilateurs mécaniques ne gagneraient, à changer de sens, qu'un vice de plus, celui d'attirer de toute part dans les habitations l'air circonvoisin sans discernement et sans choix.

Les cheminées spéciales d'appel ne seraient guère préférables; je ne parle pas des fourneaux ventilateurs que personne ne sera tenté de détourner de leur destination maritime.

D'après M. Péclet, l'appel de 6 m. cubes d'air coûterait 13 grammes de houille ($6 \times 1,3 \times 40 \times 0,25 = 78$); mais, avec l'excès de température de 40°, portée en compte, l'écoulement des gaz, même dans une cheminée haute et large, serait très lent et sujet à toutes sortes de contrariétés. Pour prévenir le mouvement rétrograde de la fumée, si fréquent en certains lieux et en certains temps, l'on serait contraint de sur-élever de beaucoup la température des cheminées, et par suite le chiffre de la dépense.

L'exécution rencontrerait d'autres difficultés. Une cheminée unique nécessiterait un tuyau d'aspiration à nombreuses racines. Si, pour éviter cette complication, on multipliait les cheminées, il faudrait des vestales pour entretenir nuit et jour tant de feux. L'usage des lampes faciliterait le service, mais le devis serait encore plus effrayant.

La spécialité des tuyaux d'appel, dans les maisons, est d'*inodorer* les latrines.

Par leur construction, par leur multitude, les habitations militaires ne comportent qu'un système de ventilation fondé sur le mouvement spontané de l'air et le concours gratuit des appareils de chauffage et d'éclairage.

§ 1er. — Ventilation d'été.

L'art de la ventilation spontanée consiste, en été, à régulariser l'effet des forces naturelles qui luttent contre la stagnation de l'air dans les lieux habités.

Indépendamment de la part qu'il prend aux perpétuelles agitations de l'atmosphère, l'air confiné tend à se mettre en équilibre de densité et de composition avec l'air ambiant, équilibre sans cesse rompu par la présence de l'homme.

1° Dilaté par la chaleur, raréfié par l'humidité, l'air des habitations encombrées tend ordinairement à s'élever, nonobstant l'acide carbonique qui l'appesantit; il a parfois une tendance contraire par suite de la raréfaction de l'air circumvoisin, mais l'égalité de pesanteur est un accident rare et de courte durée.

2° Une cause moins active et plus persévérante du renouvellement de l'air habité est le changement qui s'opère dans sa constitution.

On sait que les fluides élastiques ont la propriété de se répandre en tout sens dans l'espace jusqu'à une certaine limite de hauteur où la force répulsive des molécules épuisée est vaincue par l'attraction de la terre. Ainsi les gaz et les vapeurs en excès dans une habitation font, pour s'épancher au dehors, un effort proportionné à leurs tensions respectives, et l'oxygène, obéissant à la même loi, fait effort en sens contraire pour s'insinuer dans les habitations à mesure qu'il s'y consomme.

3° Enfin, les courants atmosphériques font sentir leur influence salutaire dans les enceintes le mieux fermées, de même que les fluctuations de la pression barométrique.

Au total, plus la captivité de l'air a été longue et étroite, plus il acquiert de forces pour s'évader. C'est pour cela qu'il pénètre toujours assez d'air frais dans les habitations pour l'entretien de la vie et que les exemples d'asphyxie par l'air non renouvelé sont si rares.

Pour que la ventilation spontanée ne chôme point, il importe que par la largeur, le nombre et la disposition de ses communications avec le réservoir commun, l'air confiné ait la faculté d'exécuter tous les mouvements auxquels il est sollicité, soit par la diversité de composition, soit par la différence de densité, soit par l'inégalité de pression.

1° La diffusion est comme l'évaporation; sa rapidité est proportionnelle à la surface libre du fluide qui s'exhale; la pression de l'atmosphère la gêne, l'agitation la favorise, elle est très lente dans le sens opposé à celui où le gaz est porté par sa pesanteur spécifique, comme le prouve la stagnation de l'acide carbonique dans les cavités qui n'ont d'issue que par le haut. C'est un motif de préférer les ouvertures latérales, qui conviennent à toutes les densités.

2° La vitesse du mouvement dû à la légèreté ou à la pesanteur relatives de l'air dépend de la hauteur motrice. Les conditions qui le favorisent sont deux orifices de même dimension, situés l'un à la partie la plus élevée, l'autre à la partie la plus déclive, afin qu'il y ait entre eux une grande différence de niveau et que l'air puisse s'écouler en totalité par l'un ou par l'autre.

3° Les vents directs exercent sur les ouvertures une pression proportionnelle au carré de leur vitesse. Cette pression diminue avec l'angle d'incidence et se change en aspiration quand l'angle devient négatif. Dans les deux cas l'air inégalement comprimé fuit du côté de la moindre pression suivi par l'air extérieur qui le remplace. Or, pour que cette circulation transversale produise un effet uniforme et utile, il faut des orifices d'entrée et de sortie multiples, diamétralement opposés et symétriquement répartis.

Dans mon projet, un couple d'ouvertures, que je nomme *trachées* par analogie, correspondrait à deux lits dans les hôpitaux, à quatre dans les casernes.

Deux rangs de trachées seraient pratiqués dans les murs extérieurs, les hautes d'un côté, les basses du côté opposé. — A défaut de deux murs parallèles en contact avec l'air libre, les cloisons ou murs mitoyens seraient percés en regard des trachées, et les deux pièces contiguës considérées comme n'en faisant qu'une.

Les trachées hautes seraient de préférence tournées au sud, afin de profiter des courants ascendants qui se produisent sur la façade méridionale des édifices; on aurait soin surtout de ne pas les exposer aux vents pluvieux ou impétueux. — L'exposition des trachées basses attirerait la première attention si l'on avait à se garder contre des émanations incommodes ou dangereuses. — En tout cas les trachées de même nom auraient même orientation afin que l'air ne passe pas d'un étage à un autre.

Grâce à ces dispositions, quelque direction que prenne l'air usé, l'air frais ou tiède, qui lui succédera, se distribuera par couches horizontales de même densité, lesquelles s'élèveront ou s'abaisseront progressivement jusqu'à ce qu'elles soient à leur tour usées et expulsées; au lieu que s'il se trouvait une issue au niveau des orifices d'accès, il s'établirait de l'un à l'autre un courant où l'air pur dominerait.

C'est ce qui arrive dans les salles d'hôpital où l'on a pratiqué les deux rangs de ventouses au niveau du sol, dans le naïf espoir que l'acide carbonique s'écoulerait par cette voie.

Les gaz mélangés ne se séparent pas plus que l'eau et l'alcool, et M. Lassaigne a trouvé, ainsi qu'on devait s'y attendre, l'acide carbonique également réparti dans toute la masse d'air limité qui a servi à la respiration.

La liberté de circulation de l'air serait intolérable, si les excès n'en étaient réprimés par des régulateurs mieux à leurs fonctions que les persiennes, les roues à ailettes et autres appareils à plans inclinés, dont l'utilité se borne à dévier ou disperser le courant d'air, sans exercer l'influence requise sur la dépense des orifices.

D'après nos précédentes fixations, chaque trachée, vu le rôle inverse des deux ordres, aurait à fournir 12 m. cubes d'air par heure. Nous voulons, par convenance, que ce tribut soit acquitté par des ventilateurs de deux décimètres de côté au plus, et avec une vitesse moyenne d'écoulement de quatre à cinq décimètres par seconde.

Les ingénieurs décideront du choix et modifieront à leur gré la forme des régulateurs dont nous donnons ici les principaux types.

Tubes.

Le vent ne se réfléchit point angulairement, mais suit la direction des surfaces qu'il rencontre. Il lui serait donc défendu d'entrer, par aucun chemin, dans une ouverture qui serait protégée à distance par une surface plane, parallèle à son contour, si la surface était infiniment grande par rapport à la distance. Le dispositif suivant serait donc un préservatif sûr contre les coups de vent aussi bien que contre la pluie.

Fig. 1re. *Tube annulaire.* — De $0^{m},1$ de diamètre. — Se retournant contre l'édifice d'où il est sorti. — Se terminant par une section parallèle au mur et peu éloignée.

Grillages.

On sait que les résistances opposées au mouvement du gaz croissent comme le carré de la vitesse. Rien que par la division des veines d'air, les changements de direction, l'étendue des frottements, on modérerait à volonté la violence du vent; mais plus on apporte ainsi d'entraves à la circulation, plus doit être grande la somme des orifices. Les cabanes en paille sont des grillages complets, c'est leur salubrité.

Les grillages ci-après décrits ont 0^{m},20 de côté, et dans l'espace d'une heure ils fourniraient les 12 m. cubes d'air demandés, en supposant la vitesse d'écoulement de 0^{m},41 par seconde environ.

Fig. 2. *Grillage éclairant.* — Triple grille formée de barreaux de 0^{m},03 de largeur, séparés entre eux par des intervalles de 0^{m},01, — la grille intermédiaire est en verre, — distante de 0^{m},005 des deux autres dont elle obstrue les jours.

Fig. 3. *Grillage filtrant.* — Châssis tendu d'une toile métallique très fine dont les fils occupent les trois quarts de la surface.

Fig. 4. *Grillage désinfectant.* — Dans le voisinage d'un établissement insalubre, d'un foyer d'infection, voire même dans un temps d'épidémie, si le cas s'offrait de purifier l'air par un antidote solide, on glisserait dans les trachées basses des tiroirs à claire voie, pleins de la substance absorbante ou décomposante en gros fragments. La chaux vive, par exemple, en desséchant l'eau précipiterait les matières organiques auxquelles l'eau sert de véhicule; le pouvoir absorbant du charbon ne serait pas moins souvent utile ni plus dispendieux, car le charbon saturé, non plus que la chaux hydratée, ne perd point de sa valeur.

Soupapes.

Les soupapes seraient les meilleurs régulateurs, elles seules ont l'instinct de rétrécir le passage de l'air à mesure qu'augmente la vitesse du courant et de l'arrêter à point nommé.

En limitant sa vitesse d'écoulement à 1 mètre par seconde, la ventilation ne deviendra jamais incommode, et plus les orifices seront larges, plus elle approchera de la constance. Nos soupapes sont à double sens; si elles n'obéissaient qu'à l'impulsion du dehors, l'abus qu'elles ont mission d'empêcher renaîtrait à l'occasion d'une fenêtre ou d'une porte ouvertes.

Fig. 5. *Soupape à ailettes.* — Roues en bois de 0^m,1 de rayon et 0^m,04 dépaisseur. — Ailettes au nombre de huit, en forme de prismes triongulaires obliques, séparées par des vides égaux à elles et terminées (au lieu de surfaces gauches difficiles à travailler) par des plans inclinés de 45° sur le plan de la roue et croisant son axe par le milieu. — Trois roues pareilles juxtaposées forment par leur rapprochement des orifices brisés. — La roue intermédiaire mobile sur l'axe commun est tenue en équilibre stable par la position excentrique de son centre de gravité. — Ses déviations, soit à droite, soit à gauche, sont bornées à l'amplitude nécessaire pour clore les orifices.

Fig. 6. *Soupape à cylindre.* — Deux quarts de cylindre, en tôle étamée ou vernie, emboîtés l'un dans l'autre de 0^m,20 de rayon et autant de hauteur. — Terminés d'une part par un plan horizontal et supérieur, appartenant au cylindre enveloppant, d'autre part par un plan vertical et interne appartenant au cylindre enveloppé. — Ce dernier plan, mobile autour de l'axe, est percé dans toute sa hauteur d'une ouverture de 0^m,07 de large, laquelle est masquée par une pièce plus grande, fixée à 0^m,035 en avant et faisant contre-poids à la partie cylindrique. — Les surfaces cylindriques ont chacune deux fentes longitudinales de 0^m,035 de hauteur, lesquelles se correspondent dans l'état de repos et se ferment de haut en bas ou de bas en haut, quand la force du courant fait basculer la pièce mobile.

Dans cet appareil, ainsi que dans le précédent, la section des orifices équivaut à 133 centimètres carrés. Convenablement pondérés, ils se fermeront à demi quand le courant filera 0^m,5 par seconde, et dans cet état de demi-occlusion et de demi-vitesse ils débiteront leurs 12 m. cubes. La section du courant, variant ensuite en raison inverse de sa rapidité, le produit sera quasi-constant; mais ces soupapes exigent un fini d'exécution qui en restreindra l'emploi. En voici de plus simples.

Fig. 7. *Soupape à balle.* — Balle sphérique de 0m,08 de rayon, — bourrée avec une matière filamenteuse, — suspendue par deux points au milieu d'une caisse cubique de 0m,20 de côté, dont les deux faces libres ont une ouverture de 0m,1 de diamètre, laquelle se ferme hermétiquement par l'approche de la balle.

Fig. 8. *Soupape à volets.* — Cloison percée de trois créneaux équidistants de 0m,20 de hauteur sur 0m,02 de largeur et dont les faces font entre elles un angle de 30° ouvert en haut. — Deux volets composés de trois barreaux de 0m,035 de largeur, lesquels bouchent les créneaux lorsque le vent les pousse contre la cloison à laquelle ils sont suspendus par des lanières en cuir.

Fig. 9. *Jalousies mobiles.* — Planchettes formées de deux plans faisant entre eux un angle de 60° ouvert en bas, mobiles autour de la ligne d'intersection, s'abaissant dans un sens ou dans l'autre, par l'impulsion du courant jusqu'à joindre, en la débordant, la planchette au-dessous.

Les jalousies mobiles sont spécialement destinées à la ventilation des corridors et des chambres longues, éclairées par les extrémités. — Elles n'ont pas de dimensions fixes.

Tambours.

Il est encore un moyen de mesurer, pour ainsi dire, l'air qu'on donne aux habitations, c'est le mécanisme des doubles portes régularisé et mis en mouvement par la force empruntée d'un poids ou d'un ressort.

De toutes les formes de tambour que j'ai imaginées, celle-ci est la plus élégante.

Fig. 10. *Pendule pneumatique.* — Composé d'un cylindre creux faisant l'office de balancier, enveloppé dans un autre cylindre qui s'adapte à l'ouverture circulaire d'une paroi mince et verticale. — Les quatre fonds ont chacun douze ouvertures angulaires dont le sommet est tronqué et la base égale au sixième du rayon. — La correspondance des jours est combinée de façon qu'à chaque oscillation le récipient communique tour à tour avec l'air libre, puis avec l'air confiné. — Un mouvement de pendule simplifié fait marcher le ventilateur pendant vingt-quatre heures, sans peine, attendu qu'il n'a de résistance à vaincre que celle des frottements inévitables.

A l'aide des agitations de l'atmosphère, de la différence des densités et des constitutions, le récipient échange alternativement son contenu avec l'espace ouvert. L'échange plus ou moins complet dépend de la longueur du balancier et de la grandeur du diamètre, par rapport à l'épaisseur du tambour. Si l'on pouvait compter sur le maximum d'effet, un pendule pneumatique, de la contenance de 6,66 litres, battant les demi-secondes, distribuerait 24 mètres cubes d'air par heure

C'est le seul ventilateur qui sache se passer de contr'ouverture; les locaux qui ne se prêtent pas à la circulation de l'air devraient tous en être pourvus.

§ 2. Ventilation d'hiver.

Le tableau D montre qu'en général la ventilation continue n'avancera pas l'époque où le besoin de feu se fait sentir, si ce n'est dans les hôpitaux, dont les habitants, refroidis par la diète et l'inaction, seront en outre gratifiés d'une double ration d'air.

Déjà beaucoup d'édifices publics sont chauffés et ventilés par le même appareil. Les bénéfices de l'alliance sont manifestes, stipulons-en les conditions au point de vue particulier de l'hygiène militaire.

Les grands appareils à circulation d'eau, de vapeur ou d'air chaud ont leurs inconvénients, voire même leurs dangers; importés dans les habitations militaires, ils y perdraient leur unique avantage. Trop souvent on aurait à regretter d'avoir fait de grands frais pour chauffer économiquement un hôpital aux trois quarts vide ou une caserne déserte.

La pluralité des appareils non seulement permet de proportionner la dépense à l'effectif présent, elle intéresse aussi le bien-être du soldat, pour qui c'est une distraction de s'assembler autour du foyer, et souvent, au besoin, de se pénétrer de calorique rayonnant.

Le mérite d'un appareil de chauffage est de brûler complétement le combustible et d'utiliser également la puissance calorifique ainsi que la puissance dynamique qu'il recèle.

De même que ce serait une faute de rendre inutile à la ventilation l'appel du foyer en l'alimentant d'air pris à l'extérieur, c'en serait une autre d'étendre les attributions du tuyau chargé d'exporter les produits gazeux de la combustion. On sacrifierait ainsi, sans raison, l'effet calorifique à l'effet dynamique, vu que le calorique détourné au profit du tirage est perdu sans retour pour la température du lieu, tandis que le calorique consacré au chauffage ne laisse pas de communiquer à l'air du lieu une force de locomotion disponible.

Le meilleur foyer est donc un poêle, placé au milieu de l'espace à chauffer, en aspirant l'air et y laissant toute la chaleur dégagée par le combustible, moins la fraction qu'emporte l'air brûlé, réduit au volume indispensable à la combustion et refroidi au degré indispensable au tirage.

Dans un local chauffé par un poêle ordinaire, on pourrait donner à la ventilation tout l'essor qu'exigerait la population la plus dense, mais l'ascension de l'air brûlé produit des courants d'air froid, d'autant moins profitables à la ventilation qu'ils parcourent un moins long circuit, et d'un autre côté l'ascension de l'air chauffé par les parois du foyer, si on lui ouvrait une issue par le haut, occasionnerait une prompte déperdition du calorique, au détriment de la région inférieure.

Le seul moyen de mettre d'accord la ventilation avec le

chauffage est de disposer l'appareil à chauffer l'air neuf avant son introduction, et l'on obtiendrait même le maximum des deux effets, si l'air sortant se trouvait le moins pur et le moins chaud. Ceci dépend de la situation des orifices.

Des orifices d'évacuation situés à la partie la plus élevée, commandent des orifices d'accès très nombreux et répartis sur toute la surface du sol, sans quoi les veines d'air chaud sortiraient presque sans mélange. C'est le mode de distribution usité lorsque l'air chaud a sa source au-dessous du sol. Il a le désavantage d'inviter l'air froid à pénétrer par les ouvertures basses, et ne jouit pas du prétendu privilége de fournir à la respiration un aliment toujours pur, car la division du courant d'air chaud engendre sa confusion très prochaine avec l'air refroidi des contre-courants.

L'air chaud est bien mieux utilisé quand on le contraint à ressortir par la partie inférieure, surtout si le courant est assez volumineux et part d'assez haut pour ne point augmenter beaucoup de section avant d'arriver au plafond. Là, il s'épanouit en couches horizontales de même densité, lesquelles s'abaissent successivement et sont, à l'heure où elles s'écoulent, les plus anciennes. Mais ce mode de circulation contrariant le penchant de l'air chaud, une impulsion est nécessaire pour décider le mouvement.

Le tirage d'un poêle, brûlant par heure un kilog. de bois ou un tiers de kilog. de houille, suffirait juste à ventiler un appartement occupé par deux hommes en santé ou par un malade, car le volume d'air strictement exigé par la combustion est pour un kilog. de bois ou un tiers de kilog. de houille d'environ 6 m. cubes (Péclet). Que serait-ce, en temps ordinaire, pour des casernes, même pour des hôpitaux, où, pendant les froids les plus vifs, dans les salles les plus difficiles à chauffer, il se brûle rarement par malade et par heure, le tiers d'un kilog. de bois? Il faut donc à l'air un autre débouché et un autre mobile que l'appel du foyer.

L'emplacement rationnel du débouché complémentaire serait au pied de la cheminée, où aboutit le tuyau du calorifère; les trachées basses en tiendront lieu au besoin.

La disposition essentielle consiste à concentrer sur le courant ventilateur la majeure partie de la puissance dynamique développée par la combustion. La chaleur dégagée d'un kilog. de bois élève de 50° la température de plus de 120 m. cubes d'air; vous en retiendrez ainsi les dix-neuf vingtièmes au service du chauffage et de la ventilation réconciliés; et l'air chaud, refoulant de force l'air ancien de haut en bas, produira, en sens inverse, le même effet qu'une cheminée d'appel.

J'ai fouillé la riche collection de M. Péclet, j'ai vu les calorifères du Val-de-Grâce, cités avec éloge par M. Guérard. Aucun appareil, à moi connu, ne réalise, comme celui que je vais décrire, la pensée de donner à la colonne d'air chaud la même hauteur motrice qu'à la colonne d'air brûlé, et de les faire contribuer séparément, chacune dans la mesure de sa force, au renouvellement de l'air.

Caldaérifère.

Fig. 11. — Poêle cubique, dans une position centrale, surmonté d'une cheminée conique ou pyramidale, l'un et l'autre en fonte, — matière supérieure à toute autre pour la facile transmission du calorique.

Le foyer, approprié à l'espèce de combustible qui lui est destiné, est alimenté par l'air du lieu.

La cheminée monte verticalement jusqu'auprès du plafond où elle se continue avec un tuyau horizontal assez long pour refroidir le plus possible la fumée.

Le poêle est enfermé de trois côtés et la cheminée en totalité dans une enveloppe à section constante. — Construite en briques ou autre matière lente à se refroidir, afin d'atténuer l'effet des inégalités du feu, — utilisant le rayonnement de la surface de chauffe dont elle double l'étendue.

L'espace intermédiaire où circule l'air chaud forme un canal d'abord très étroit, lequel s'élargit graduellement, par suite de la conicité de la cheminée, en sorte que la vitesse de la veine rétrécie soit quatre ou cinq fois plus grande (Péclet) que la vitesse due à la hauteur, qui sera celle du local.

Bouches de chaleur latérales, multiples à l'extrémité supérieure du canal qui communique avec un caniveau pratiqué sous le plancher, chargé de puiser l'air extérieur à la source la plus pure et la plus voisine. — La prise d'air sera toutefois éloignée des courants ascendants qui contrebalanceraient l'appel, et protégée par un tube annulaire contre la force accélératrice des vents.

Les caniveaux seront assez larges pour rendre insignifiante leur résistance au passage de l'air, laquelle est proportionnelle au carré de la vitesse, à la longueur du tuyau et au contour de sa section.

La surface de chauffe directe serait calculée à raison de 2 m. carrés pour une consommation ordinaire de 1 kilog. de houille ou 2 k ,5 de bois par heure (Péclet).

En supposant que la moitié de la chaleur produite soit transmise par le tuyau conducteur de la fumée, par la paroi découverte du poêle et par son enveloppe, un caldaérifère brûlant l'équivalent d'un kilog. de houille à l'heure, donnerait les résultats suivants :

Chaleur produite.	7,500ᴸ × 0,8 =	6,000
Dépense du chauffage direct. .	(moitié)	3,000
Perte causée par le tirage. .	18" × 50° : 3 =	300
Chauffage de 54 rations d'air. .	162 × 50° : 3 =	2,700

La ventilation complémentaire aura coûté, terme moyen, 144 × 10 : 3 = 480 unités de chaleur, cinq fois moins que par une cheminée.

La température de 50°, que nous croyons nécessaire à la puissance du courant ventilateur, est certes trop faible pour carboniser les matières organiques contenues dans l'air ; on pourrait, à l'occasion, l'élever davantage, si le pouvoir désinfectant de la chaleur était prouvé pour d'autres miasmes, comme il pourrait l'être pour celui de la variole (doct. Henry). Quant à la dessiccation apparente de l'air, il y aurait inconséquence à la redouter dans des habitations encombrées qui pèchent toujours par l'excès contraire.

En plaçant la ventilation sous la dépendance du chauffage, on ne s'ôte point la faculté de la régler, tout en conduisant le feu suivant les exigences de la température.

Si l'air chaud n'affluait pas en excès, le froid pénétrerait de tous côtés ; il convient donc de lui laisser l'entrée libre et de poster les agents régulateurs aux orifices de sortie en fermant avec soin toutes les issues élevées. Quand le feu sera plus animé, les soupapes qui présideront à l'évacuation de l'air usé empêcheront l'air neuf de déborder en quantité surabondante, et lorsqu'il y aura lieu de restreindre la ventilation, à raison du nombre décroissant des consommateurs, on n'aura qu'à condamner une à une les trachées basses ou les ouvertures semblables qu'on aura pratiquées au pied de la cheminée.

Les caldaérifères fonctionneront tout l'hiver sans interruption ; le soin n'en sera sûrement pas négligé. On prolongerait la circulation de l'air longtemps après l'extinction des feux en accumulant le calorique dans une enveloppe d'eau dormante ; ce serait une complication et non point une économie ; on n'épargne même pas beaucoup de combustible à laisser les habitants se refroidir durant la nuit, car il faut plus de feu le matin pour réparer le déficit.

Appareils d'éclairage.

Je n'ai plus qu'un mot à dire touchant l'éclairage des salles, cette cause d'insalubrité qu'il serait si aisé de convertir en un moyen d'assainissement en plaçant les lampes dans des cages en verre, — adossées au mur, — ouvertes par le bas, — surmontées, sans solution de continuité, d'un tube en zinc de dix centimètres carrés de section, et de deux ou trois mètres de hauteur verticale, lequel traverserait la première ouverture venue pour se terminer par une courbe annulaire. Un bec de lampe, brûlant quinze grammes d'huile à l'heure, consomme autant d'oxygène que la respiration d'un homme; sa puissance dynamique, mise à profit, emporterait, avec les produits de la combustion de l'huile, autant d'air qu'en usent deux malades. Double bénéfice, d'autant moins à négliger qu'il se recueillerait la nuit et en toute saison.

Nous comptons, d'après M. Péclet, sur un dégagement de 9307^{u} 0,8, 15 : 1000 = 112 unités de chaleur, capables d'élever 12 m. cubes d'air à 28° et sur une vitesse d'écoulement de 3^{m},33 par seconde (0,1. 33,3. 3,600 = 12,000).

Paris. — Imprimerie de L. MARTINET, rue Mignon, 2.

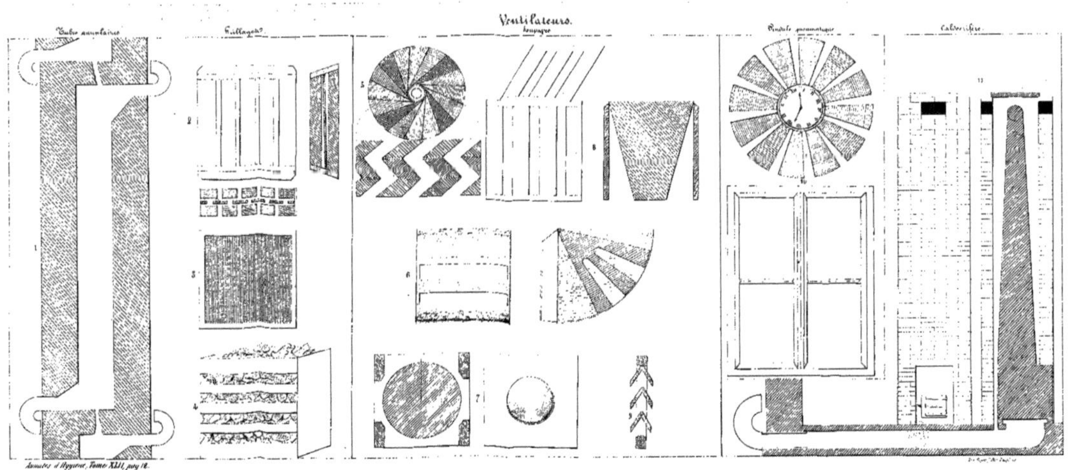
Tubes annulaires
Grillages
Ventilateurs.
Pendule pneumatique
Calorifère.
Annales d'Hygiène, Tome XLII, pag 12.